ESSAI

DE

MORTALITÉ COMPARÉE

AVANT ET DEPUIS

L'INTRODUCTION DE LA VACCINE EN FRANCE

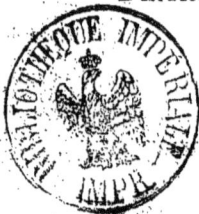

PAR H. CARNOT

ANCIEN OFFICIER D'ARTILLERIE

Membre de la Légion-d'Honneur.

> « La prospérité d'une nation consiste bien moins dans le grand
> » nombre des individus qui la composent, que dans la longue vie
> » moyenne de sa population laborieuse. L'homme contracte, dans
> » les vingt premières années de sa vie, une dette envers la société
> » qui le nourrit et l'élève gratuitement. S'il meurt avant d'acquitter
> » cette dette, son existence n'a été qu'une charge pour son pays,
> » et reste pour sa famille une perte sans compensation, un regret
> » sans espérance. »
>
> QUÉTELET.

AUTUN

DE L'IMPRIMERIE DE MICHEL DEJUSSIEU.

1849

SOMMAIRE

DE L'ESSAI DE MORTALITÉ COMPARÉE.

ESSAI

DE MORTALITÉ COMPARÉE

Avant et depuis la découverte de la Vaccine.

> « Si l'homme s'était borné à recueillir des faits, les sciences ne
> » seraient qu'une nomenclature stérile.... C'est en comparant les
> » faits entre eux, et en saisissant leurs rapports, qu'il est enfin
> » parvenu à découvrir ces grandes lois de la nature, toujours
> » empreintes dans leurs effets les plus variés. »
>
> LAPLACE. — *Mécanique céleste.*

1ʳᵉ PARTIE. — ANALYSE DU PASSÉ.

Une révolution providentielle immense, impossible à méconnaître, s'accomplit en France depuis trente ans. Pendant que nous prêtons une oreille attentive aux cris de l'émeute populaire, qui n'en sont peut-être que l'écho, elle poursuit sa marche rapide devant les yeux de nos hommes d'État, voilés par de singulières illusions. Son phénomène signalétique est l'accroissement prodigieux du nombre des mariages, en présence de l'immobilité relative du chiffre des naissances. Ces deux faits, démontrés par les registres de l'état civil de la France entière, conduisent à cette conclusion forcée, que *le nombre des enfants, issus de l'union conjugale, diminue d'un centième par an, à mesure que le chiffre de ces unions augmente d'un quatre-vingt-dixième.*

La régularité de cette série fatale, suivie depuis trente ans par la Providence, rend le nombre des naissances presque stationnaire, et sert à expliquer l'indifférence générale en présence de résultats qui, malgré leur importance, n'apparaissent aux populations que d'une manière indirecte, voilée, inintelligible pour elles, et les disposent à se contenter d'explications puériles, intéressées ou paradoxales, mais toujours superficielles, et incapables de soutenir un examen sérieux.

Cependant, à la réunion significative de ces phénomènes, en apparence contradictoires, l'esprit humain, dans le calme réfléchi de l'étude, ne peut découvrir qu'une seule explication rationnelle. A cette explication claire et précise viennent se rallier, comme corollaires, tous les faits accomplis depuis cinquante ans. Elle est aussi incontestable aux yeux de la science, que triste pour l'humanité.

C'est donc, il faut bien le dire, c'est à la mortalité des deux sexes, *dans la période de leurs amours et de leur fécondité*, mortalité qui a augmenté réellement de près de moitié depuis trente ans, qu'est due la diminution proportionnelle des enfants issus de l'union conjugale, pendant les années écoulées de 1817 à 1846.

Une analyse rapide suffira, dès à présent, pour rendre cette conclusion évidente, même pour les esprits les plus prévenus.

Il est à la connaissance de tout le monde qu'une grande quantité de filles ne se marient pas. Les relevés des décès féminins à Paris, entre quarante-cinq et soixante-dix ans, période dans laquelle, sauf de bien rares exceptions, les femmes ne sont plus recherchées en mariage, indiquent un cinquième de célibataires, ce qui démontre qu'il ne se marie, en général, que les quatre-cinquièmes des filles nubiles.

Or, en nous reportant à la table de mortalité établie, en 1806, par DUVILLARD, et généralement adoptée à cette époque, nous ne pouvons estimer à plus de 232,500 le nombre des filles qui atteignaient l'âge de vingt ans, vers l'an 1817, et par conséquent à plus de 186,000 le nombre de celles qui se mariaient alors. Comme le chiffre moyen des mariages, déduit des années 1817, 1818, 1819 et 1820, était alors 211,000, nous devons en conclure que 25,000 veuves se mariaient en secondes noces.

Aujourd'hui, en raison de la faible augmentation des naissances féminines depuis 30 ans, nous devrions, la table de DUVILLARD sous les yeux, estimer à 235,000 le nombre des filles de 20 ans; à 188,000 le nombre de celles qui se marient; et le chiffre moyen des mariages, déduit des années 1840, 1841, 1842 et 1843, étant 283,000, nous serions amenés à conclure que le nombre des veuves remariées est 95,000, et qu'il a, par conséquent, quadruplé depuis l'année 1817!

Hâtons-nous de le dire, il n'en est pas ainsi! Depuis l'introduction générale de la vaccine en France, la table de DUVILLARD est devenue tout à fait défectueuse. Sur 469,000 filles qui naissent viables, le chiffre de celles qui atteignent l'âge de 20 ans n'est plus 235,000, mais bien 287,000. Sur ce nombre, 57,000 vivent et meurent dans un célibat forcé, que 70,000 enfants naturels attestent chaque année; 230,000 se marient, et le nombre effectif des mariages annuels est complété, par conséquent, par 53,000 veuves.

Une comparaison analogue nous prouverait que le chiffre des mariages de garçons dépasse rarement 218,000. Il demeure donc évident que le nombre des veuves et des veufs remariés a plus que doublé pendant la période trentenaire qui vient de s'écouler. Ce n'est pas à dire, bien entendu, que les seconds mariages aient augmenté dans la même proportion; car les unions entre veufs et veuves sont devenues infiniment plus fréquentes qu'elles ne l'étaient autrefois, en raison même de l'âge moins avancé des uns et des autres.

Cela posé, si l'on nous demande maintenant quelle peut être la cause originnelle de l'accroissement des jeunes filles, prouvé par le chiffre des premiers mariages, et en même temps de la mortalité déplorable des jeunes femmes, démontrée à la fois par le chiffre des naissances et par celui des seconds mariages, nous répondrons que toutes les probabilités se réunissent pour indiquer l'introduction de la vaccine en France, comme la cause unique du désordre social que la statistique nous révèle aujourd'hui.

C'est vers l'année 1817 qu'ont dû commencer les mariages des jeunes filles vaccinées, et précisément à cette époque remonte l'origine de la révolution providentielle dont nous recherchons les phases. Habitué, par la spécialité de nos études, à n'admettre comme vrai que ce qui peut être rigoureusement démontré, nous n'affirmons pas encore, bien que la certitude la plus positive fût aujourd'hui une consolation réelle. Qui ne voit, en effet, que sous l'influence prolongée de la série fatale que nous signalons, la décrépitude de l'espèce humaine arriverait en moins d'un siècle ?

Nous faisons donc appel à la science chirurgicale ; nous la supplions d'entrer dans cette voie de recherches, et de dissiper les doutes qui peuvent nous rester encore, par l'autopsie intelligente des cadavres.

Lorsque JENNER inventa la vaccine, il dut croire que cette découverte serait un immense bienfait pour l'humanité. En voyant la mortalité réduite d'un tiers dans les premières années de l'existence, peut-être espéra-t-il que la vie moyenne allait suivre ce rapport renversé, et sous cette bienfaisante influence, s'accroître presque de moitié ?

La Providence ne l'a pas voulu ! Elle n'a pas même permis que la vieillesse stérile payât la rançon de l'enfance. La mort, sous des noms inconnus à la médecine du dix-huitième siècle, prélève aujourd'hui, sur la jeunesse laborieuse et féconde, le tribut que la petite vérole imposait autrefois au premier âge de la vie. Tel a été, pour la France, le résultat réel de la découverte de JENNER.

DUVILLARD entreprit en 1806 le travail que nous continuons en 1848. Alors, ne pouvant apprécier l'effet de cette invention que sur les enfants, ou tout au plus sur quelques adultes, il eut foi dans son avenir. Aujourd'hui qu'il nous est permis de calculer les suites de la vaccine, jusqu'à l'âge de 45 ans, nous devons porter un jugement contraire ; et nos successeurs, à même de juger de son influence sur l'âge mûr et sur la vieillesse, reconnaîtront peut-être dans quarante ans, que le mal est encore plus grand qu'il ne nous est apparu. Il faut un siècle pour écrire, jour par jour, l'histoire impartiale d'une découverte de cette nature ; et un siècle ne suffira pas, sans doute, pour réparer le désordre qu'elle a causé !

Par suite du changement introduit par la vaccine dans la répartition de la mortalité, les *bouches inutiles* sont devenues-hors de proportion avec les bras chargés de leur entretien. Cette diminution de bien-être s'est traduite, en réalité, par une augmentation prodigieuse dans la mortalité des vieillards des classes pauvres, et par l'envoi des enfants dans les manufactures. Une philanthropie aveugle les en a chassés, écartant ainsi le symptôme du mal, mais sans le guérir, et plutôt en l'aggravant.

Cependant la plaie croissante du paupérisme était signalée à l'attention de nos législateurs par les hommes d'intelligence de tous les partis. Soins inutiles ! En vain une voix éloquente et prophétique s'était élevée pour leur dire : « Aussi » longtemps que la science ne sera pas appelée au secours de la misère, l'émeute » sera le tonneau des Danaïdes qu'il faudra remplir avec du sang. » Rien n'avait pu réussir à troubler leur quiétude, ni à les faire douter de l'excellence des doctrines des économistes anglais.

Tous les hommes d'intelligence, quels qu'ils soient, aristocrates, monarchiques ou démocrates, égoïstes ou non, qui désirent la tranquillité, et qui veulent asseoir l'avenir de leur famille sur des bases solides, en rendant les révolutions populaires désormais impossibles, pensent que la morale publique doit être régénérée par le bien-être, et que *l'équilibre, dans une société civilisée, ne peut exister, que sous la condition de rendre constant le rapport entre la prospérité des diverses classes qui la composent.*

Que ce rapport fût l'unité, en tout et partout, comme dans la société primitive, ou dans la communauté des apôtres du Christ, ce serait assurément le comble de la perfectibilité humaine ; mais, par cela même, dans l'état avancé de notre civilisation, c'est un rêve. Heureusement, pour donner à une nation la prospérité normale, compatible avec les faiblesses de l'humanité, il est fort inutile que ce *rapport de bien-être* soit l'unité, et que l'égalité absolue soit établie ; *il suffit que le rapport minimum reste invariable, et soit au moins égal au nécessaire.*

Les doctrines économiques, importées d'Angleterre en France, en augmentant, de jour en jour, le bien-être des classes fortunées, diminuent celui des classes ouvrières, et amènent enfin ces deux termes extrêmes, dont la Grande-Bretagne nous offre l'exemple, et dont le rapport est l'infini ; *richesse fabuleuse d'une part, et misère absolue de l'autre !* Mais active et prudente à la fois, l'Angleterre prévient pour n'avoir pas à réprimer ; elle nourrit ses pauvres, pour ne pas se voir réduite à les tuer en bataille rangée, et démontre ainsi par sa conduite la vérité de ce principe, que l'équilibre d'une grande nation peut subsister encore, quelque faible que soit le rapport *minimum* entre la prospérité de ses diverses classes, pourvu que ce rapport soit constant, et au moins égal au nécessaire.

Seule, dans le monde entier, l'Angleterre peut résoudre de cette manière le grand problème qui agite l'Europe, grâce à l'appui simultané de sa marine formidable et de son industrie hors ligne, qui lui assurent le marché de l'univers. Aussi le génie de Napoléon n'avait pas hésité sur les moyens de frapper au cœur cette puissance factice, et vingt ans d'exercice du *système continental* eussent assis la prospérité de l'Europe entière sur les ruines de la Grande-Bretagne.

Moins industrieuse que sa rivale, mais possédant une puissance plus réelle, la France doit se diriger par d'autres principes que l'Angleterre, pour établir sur des assises solides le bien-être de sa nombreuse population, et fonder sur la prospérité de tous le règne de la véritable démocratie.

Nous ne sommes pas, Dieu merci ! de cette école primitive d'économie politique, qui a produit l'invasion des barbares dans l'empire romain, et qui ne voit de soulagement à la misère des pauvres, que dans la détresse progressive des riches. Notre raison ne reconnaît et n'approuve qu'un seul moyen d'augmenter le salaire du travailleur ; c'est d'accroître le revenu de celui qui fait travailler. Rendons intelligible au pauvre l'apologue de *la Poule aux œufs d'or ;* mais, en même temps, obligeons le riche à s'enrichir de plus en plus, et que cette nécessité absolue soit le seul tourment que la société lui impose ! Forçons-le de mettre son luxe dans la reproduction de valeurs réelles, et non dans leur consommation, consacrée à des jouissances vaines, et à une représentation fastueuse, insultante pour la misère publique. Contentons-nous d'être démocrates comme Fénelon, d'être économes comme Sully, d'être français avant tout, et la République, inaugurée par nous en 1848, fera dans vingt ans l'admiration de l'Europe et le bonheur de nos enfants.

La question qui fait le sujet de cet Essai est grave. Jamais, nous croyons pouvoir le dire, la Providence n'offrit aux méditations de l'humanité un problème, dont la solution intéressât, à un plus haut degré, son avenir. Il est plus que temps de nous arrêter sur cette voie fatale, qui conduirait inévitablement la France à une décrépitude anticipée. Il ne suffit pas que l'analyse nous ait indiqué la cause du mal; il faut avoir recours à la synthèse pour en mesurer la profondeur. Une question semblable ne saurait être réduite aux proportions étranglées d'un débat à huis clos, entre des vanités académiques.

Une enquête sérieuse sur toute l'étendue du pays, et dans les rangs de l'armée en particulier, est devenue indispensable. Elle est facile ; les registres de l'état civil de chaque commune en contiennent les éléments. Il faut suivre, depuis l'introduction de la vaccine dans chaque localité, mais au moins depuis 1817, la marche de la mortalité en France, en distinguant avec soin le sexe et l'âge, et inventorier les mariages, en séparant les premiers et les seconds.

Au premier coup-d'œil, on pourrait croire que l'enquête spéciale que nous réclamons n'est peut-être pas nécessaire, et que les tables de mortalité, établies depuis trente ans pour servir aux compagnies d'assurances sur la vie, tant en Angleterre qu'en France, suffisent pour remplir notre but, et résoudre le problème humanitaire. Il n'en est pas ainsi, à beaucoup près, et un regard jeté sur ces tables suffira pour convaincre les incrédules.

Ainsi, la vie probable de l'enfant à sa naissance est :

    8 ans, d'après la table de mortalité de la ville de *Northampton* (1821).
    41 ans, d'après la table de mortalité de la ville de *Carlisle*   (1815).
    20 ans, d'après la table de mortalité de la France, par *Duvillard* (1806).
    30 ans, d'après la table de la Société française, dite *l'Economie* (1841).
    42 ans, d'après la table de la Société française, dite *l'Equitable* (1844).

Cependant, quelque disparates qu'elles soient, toutes ces tables ont été établies par des savants du premier mérite, hommes d'intelligence, et d'une probité non équivoque. Mais ils ont soumis à l'analyse des populations entièrement distancées par notre état social. Les unes jouissent de toutes les aisances de la vie; les autres en supportent toutes les charges. Les unes placent leurs économies sur la tête de leurs enfants; les autres, vivant au jour le jour, gagnent à peine, par un travail assidu, la nourriture modeste de leurs familles.

Ce n'est évidemment pas pour ces classes laborieuses, qui cependant forment l'immense majorité de la nation, que M. Demonferrand a composé les tables de *l'Economie* et de *l'Equitable*. C'eût été de sa part un manque absolu de jugement.

Seule entre toutes, la table de Duvillard a été entreprise dans un but entièrement philosophique; mais établie au moment de l'introduction de la vaccine en France, elle ne peut être regardée aujourd'hui que comme un point de repère, utile pour jalonner l'histoire de la révolution providentielle produite par cette découverte.

Pour suppléer à l'insuffisance de renseignements directs et précis; pour faire mieux ressortir encore la nécessité de l'enquête spéciale que nous réclamons, nous avons comparé la mortalité de *Paris*, vers le milieu du 18e siècle, à ce qu'elle est de nos jours, en extrayant de l'Histoire naturelle de *Buffon* le relevé des décès par âge, établi par M. Dupré de Saint-Maur, membre de l'Académie française, d'après les registres des paroisses de cette ville, et le rapprochant du relevé des décès dans la même ville, pendant l'année 1844.

Alors, ont disparu les doutes qui pouvaient nous rester encore ! Alors nous avons vu clairement que la mortalité de l'enfance avait diminué des trois dixièmes, et que celle des adultes au contraire avait augmenté d'un sixième! Alors nous avons reconnu, avec un sentiment de regret profond pour notre gloire militaire à venir, que la mortalité de la jeunesse avait doublé, et qu'en définitive, la probabilité d'atteindre l'âge de quarante-un ans est absolument égale, soit pour l'enfant vacciné, soit pour celui qui reste soumis aux atteintes de la petite vérole.

Contraire aux idées reçues dans le monde savant, condamnant une pratique universellement admise aujourd'hui, malgré l'opposition instinctive des masses populaires, l'opinion que nous cherchons à faire prévaloir sera traitée de paradoxe par les uns, et peut-être même d'absurdité par d'autres plus irréfléchis. De toutes les maladies qui affligent l'esprit français, la plus difficile à guérir est la prévention pour les anciens usages, nous ne le savons que trop! Mais nous croirions agir en mauvais citoyen, si des considérations personnelles pouvaient nous empêcher d'élever la voix dans un intérêt qui est devenu celui de l'humanité tout entière. Le triomphe est au terme de la lutte, et la vérité pansera nos blessures.

Amicus Plato, sed magis amica veritas!

ESSAI

DE MORTALITÉ COMPARÉE

Avant et depuis la découverte de la Vaccine.

2me PARTIE. — SYNTHÈSE DE L'AVENIR.

Un demi-siècle s'est écoulé depuis l'introduction de la vaccine en France. Cette découverte a profondément modifié les lois de la mortalité. Il est déjà possible de découvrir aujourd'hui si ce changement a été nuisible ou avantageux au pays, sous le rapport économique.

Tel est le problème dont nous allons demander la solution à l'examen consciencieux des faits accomplis. Nous devons examiner comment la mort moissonnait l'espèce humaine avant notre première révolution, et comment elle la décime aujourd'hui.

Vers le milieu du 18e siècle, M. de Saint-Maur a fait paraître un relevé par âge des décès dans la ville de Paris. Le chiffre des décès enregistrés est 13,187 ; l'Histoire naturelle de Buffon en contient le détail.

Dans l'Annuaire du bureau des longitudes pour l'an 1846, se trouve un relevé analogue, relatif à l'année 1844. Le nombre des décès enregistrés est 27,062.

Réduisons proportionnellement les chiffres de 1844 à un total général de

13,187, pour les mettre en regard des premiers, et nous formerons les tableaux suivants :

LOI DE MORTALITÉ COMPARÉE AU 18ᵉ ET AU 19ᵉ SIÈCLE.

TABLE Nº 1.   TABLE Nº 2.

RÉPARTITION de 13187 décès.		RÉPARTITION de 13187 décès		VIVANTS sur 13187 naissᶜᵉˢ		VIVANTS sur 13187 naissᶜᵉˢ	
AGES	18ᵉ siècle / 19ᵉ siècle	AGES	18ᵉ siècle / 19ᵉ siècle	AGES	18ᵉ siècle / 19ᵉ siècle	AGES	18ᵉ siècle / 19ᵉ siècle
	ans		ans		ans		ans
0 à 1	2716 2236	30 à 35	391 626	1	10471 10951	35	5315 5428
1 à 2	1415 719	35 à 40	494 572	2	9056 10232	40	4821 4856
2 à 3	635 429	40 à 45	472 626	3	8421 9803	45	4349 4230
3 à 4	444 300	45 à 50	490 587	4	7977 9503	50	3859 3643
4 à 5	331 219	50 à 55	451 489	5	7646 9284	55	3408 3154
5 à 6	252 168	55 à 60	611 488	6	7394 9116	60	2797 2666
6 à 7	200 127	60 à 65	550 554	7	7194 8989	65	2247 2112
7 à 8	141 85	65 à 70	721 564	8	7053 8904	70	1526 1548
8 à 9	92 73	70 à 75	620 577	9	6961 8831	75	906 971
9 à 10	55 73	75 à 80	488 461	10	6906 8758	80	418 510
10 à 15	223 291	80 à 85	241 319	15	6683 8467	85	177 191
15 à 20	284 634	85 à 90	120 146	20	6399 7853	90	57 45
20 à 25	326 1000	90 à 95	41 40	25	6073 6833	95	16 5
25 à 30	367 779	95 à 100	16 5	30	5706 6054	100	0 0

A l'aspect de la table nº 2, on voit que 41 ans est le terme fatal où le nombre des vivants est le même dans les deux siècles, c'est-à-dire qu'avant ou après l'introduction de la vaccine, la probabilité, pour le nouveau-né, d'atteindre l'âge de 41 ans est absolument la même. C'est donc de la naissance jusqu'à cet âge que la mortalité est surtout variable, et nous nous trouvons, en effet, maintenant assez avancés dans le cours du 19ᵉ siècle, pour étudier ses différences.

Avant d'aller plus loin, il est indispensable de préciser ici la définition des termes que nous nous proposons d'employer.

1° LA VIE PROBABLE est le nombre d'années que vivra probablement un individu d'un âge déterminé.

2° LA VIE MOYENNE est égale à la somme des années qu'ont vécu un certain nombre d'individus, *à partir du même âge*, divisée par le nombre total de ces individus. Employé seul et sans désignation d'âge, ce terme indique la vie moyenne à la naissance. Nous séparons cette vie moyenne totale en deux périodes principales, savoir :

LA VIE MOYENNE IMPRODUCTIVE, de 0 à 20 ans, et de 70 à 100 ans.

LA VIE MOYENNE PRODUCTIVE, de 20 à 70 ans.

3º La mortalité relative est le nombre de décès sur cent, qui arrivent dans une période déterminée de la vie, soit sous l'influence de la petite vérole, soit sous celle de la vaccine. À l'effet de la connaître dans ses rapports avec l'état social, nous divisons la vie humaine en six périodes distinctes, pour lesquelles nous évaluons cette mortalité, savoir :

La période de l'enfance, ——— de 0 à 7 ans, contenant 7 années ;
La période de l'apprentissage, — de 7 à 20 ans, ——— 13 ———
La période de la fécondité, —— de 15 à 45 ans, ——— 30 ———
La période militaire, ——— de 20 à 30 ans, ——— 10 ———
La période productive, ——— de 20 à 70 ans, ——— 50 ———
La période de la vieillesse, — de 70 à 100 ans, ——— 30 ———

Cela posé, au moyen de calculs d'une intelligence facile, nous arriverons à former les tables suivantes nᵒˢ 3 et 4, qui contiennent les éléments de la *population normale* à Paris, avant et depuis l'introduction de la vaccine en France.

TABLE Nº 3.

VIE PROBABLE COMPARÉE.

AGES	18ᵉ siècle	19ᵉ siècle	VARIATION de la vie probable.		
			en plus	en moins	Rapport
ans	ans	ans	ans	ans	
0	16,56	26,53	9,97	»	+60 pᵣₒ/₀
1	34,81	33,62	»	1,19	— 3 id.
7	45,90	35,88	»	10,02	—22 id.
15	40,54	30,00	»	10,54	—26 id.
20	36,70	27,68	»	9,02	—25 id.
25	33,04	27,31	»	5,75	—17 id.
30	29,54	26,30	»	3,24	—11 id.
35	26,27	24,51	»	1,76	— 7 id.
40	23,51	22,19	»	1,32	— 6 id.
45	20,50	20,00	»	0,50	— 2 id.
50	17,20	17,57	0,37	»	+ 2 id.

TABLE Nº 4.

ÉLÉMENTS DE POPULATION, COMPARÉS.

DÉSIGNATION DES ÉLÉMENTS		18ᵉ siècle	19ᵉ siècle
		ans	ans
Vie moyenne	à la naissance	28,31	31,18
	à 20 ans révolus	35,06	29,47
	productive . .	16,13	16,56
	improductive	12,18	14,62
Mortalité périodique	de 0 à 7 ans	45 pᵣ º/₀	32 pᵣ º/₀
	de 7 à 20 id.	11 id.	13 id.
	de 15 à 45 id.	35 id.	30 id.
	de 20 à 30 id.	11 id.	23 id.
	de 20 à 70 id.	76 id.	80 id.
	de 70 à 100 id.	100 id.	100 id.

Le tableau comparatif qui précède signale, pour chaque période principale de la vie humaine, des changements notables, survenus depuis l'introduction de la vaccine en France. Il nous reste maintenant à mettre complètement en relief les avantages ou les inconvénients qui en résultent aujourd'hui pour notre état social, et à vérifier, par l'expérience des années écoulées, depuis le commencement de ce siècle, si les évènements accomplis sont d'accord avec nos prévisions, et peuvent, en conséquence, nous autoriser à conclure du passé à l'avenir, du connu à l'inconnu.

Dans les recherches de cette nature, il est indispensable d'en agir ainsi ;

trop de causes diverses contribuent au résultat définitif, et si l'une d'elles est négligée, on ne tarde pas à en être averti par le désaccord complet de la théorie et de l'expérience. Dans l'analyse des questions sociales, en particulier, il ne faut avancer que pas à pas, retremper sans cesse son esprit aux sources naturelles de la vérité, et ne pas s'endormir sur des hypothèses, sous peine d'être réveillé par l'insultant démenti des faits, et de ne laisser après soi, tout au plus, que la réputation d'un rêveur ingénieux et paradoxal.

1re PÉRIODE. — *De la naissance à 7 ans.* — ENFANCE.

La vie probable de l'enfant nouveau-né a augmenté, il est vrai, de 10 ans, depuis l'introduction de la vaccine ; mais il ne garde pas longtemps cet avantage. A 11 mois, la vie probable est redevenue égale à ce qu'elle était ; à 20 ans, elle est inférieure de neuf ans. La mort a prorogé le terme fatal de l'échéance, mais c'est la jeunesse qui paie ; et à cet âge de 20 ans, où la vie paraît si douce, où l'avenir semble si beau, mourir, c'est n'avoir pas vécu !

La loi de mortalité que nous venons d'établir, d'après le relevé authentique des décès de la ville de Paris en 1844, est bien loin, nous le savons, de s'accorder avec la table de Duvillard. Mais Duvillard écrivait en 1806 ; nous écrivons 40 ans après lui ; et ceux qui, dans 40 ans, voudront reprendre le travail que nous entreprenons aujourd'hui, établiront, il n'en faut pas douter, une loi de mortalité différente de la nôtre, pour l'âge mûr et la vieillesse. Ainsi en doit-il être aussi longtemps que resteront debout les derniers représentants de la génération non vaccinée. La transition de la période variolique à la période vaccinale durera encore 50 ans, et jusqu'à ce moment, les trois éléments de la population, naissances, mariages et décès ne suivront pas des lignes parallèles.

Duvillard, en 1806, ne pouvait apprécier l'influence de la vaccine que sur les enfants, ou tout au plus sur les jeunes gens qui, ayant évité la contagion de la petite vérole, avaient été vaccinés dans les premières années du siècle. Aussi, sa table de mortalité, postérieure à celle de M. de Saint-Maur, indique-t-elle déjà, comparée à cette dernière, une augmentation de la vie probable à la naissance, et une diminution à l'âge de 20 ans.

Quant aux tables de mortalité, employées par les compagnies d'assurances sur la vie, elles ont un but qui est loin d'être entièrement philosophique. La table de Duvillard qui indique, de 20 à 60 ans, une mortalité beaucoup plus lente que la mortalité actuelle, leur convient parfaitement ; celle de Demonferrand leur convient mieux encore. Cette table est favorable aux compagnies, soit qu'elles créent des rentes viagères, et surtout des *rentes viagères différées* sur la tête des jeunes gens, soit qu'elles créent des épargnes testamentaires pour les vieillards, et ce sont là, évidemment, leurs opérations habituelles.

Il est donc aisé de comprendre que les compagnies d'assurances sur la vie ne sont nullement intéressées à demander la révision sérieuse des anciennes tables de mortalité. Elles se bornent à les remettre à neuf ; mais le gouvernement serait inexcusable si, mis en demeure par les résultats, il ne donnait pas à l'Académie des sciences la mission de rectifier ces erreurs, et de faire paraître, chaque année, une table nouvelle, rectifiée d'après les faits de l'année précédente. Il doit cette satisfaction aux citoyens prévoyants, lésés journellement dans leur intérêt ou dans celui de leur famille.

2me PÉRIODE. — *De 7 à 20 ans.* — APPRENTISSAGE.

A égalité de naissances annuelles , le nombre des adultes de 7 à 20 ans , placés en apprentissage ou dans les colléges , a augmenté d'un quart depuis l'introduction de la vaccine en France; mais ces adolescents sont généralement d'une santé plus débile. 13 pour 0/0 meurent dans cette période , tandis qu'autrefois le chiffre de cette mortalité relative ne dépassait pas 11 pour 0/0, toutes choses égales d'ailleurs ; et à cette différence de plus d'un sixième en sus dans la mortalité, il n'y a bénéfice net que pour les médecins , les pharmaciens et les fossoyeurs.

3me PÉRIODE. — *De 15 à 45 ans.* — REPRODUCTION HUMAINE.

A égalité de naissances annuelles, le nombre des jeunes filles , appelées à l'union conjugale , entre 15 et 25 ans , a augmenté de 22 pour 0/0 depuis l'introduction de la vaccine en France. Le nombre des premiers mariages entre garçons et filles s'est donc nécessairement accru dans le rapport de 100 à 122.

Mais la mortalité relative qui était autrefois de 35 pour 0/0 , pendant cette période prolifique de 30 ans , s'élève aujourd'hui au chiffre de 50 pour 0/0. La durée de l'union conjugale est donc généralement plus courte. La mort la dénoue plus promptement. Le rapport des naissances aux mariages doit varier naturellement avec sa durée moyenne , et s'abaisser par conséquent dans le rapport de 50 à 35 en trente ans , soit de 1 pour 0/0 par an , et c'est ce que nous montre, en effet , le relevé comparé de la mortalité moyenne dans une période de 27 ans, cité dans l'Annuaire du bureau des longitudes de 1846.

Puisque la durée des premiers mariages est devenue plus courte et a créé, par conséquent , plus de veufs , de veuves et d'orphelins , dans la période de la fécondité, le nombre des seconds mariages a dû croître par les mêmes raisons dans le rapport de 35 à 61, qui est celui de la mortalité *composée* de cette période. En effet, si, sous l'empire constant de l'attraction providentielle des sexes à cet âge de la vie , 100 garçons et 100 filles se mariaient dans l'ère variolique, 70 décès amenaient plus tard 70 seconds mariages au plus, et au moins 0, soit en moyenne 35. La totalité de ces unions était donc environ 135, dans le cours du 18e siècle, quand le chiffre des premières était 100. Aujourd'hui; dans l'ère vaccinale, au lieu de 100 premiers mariages , nous en avons 122 ; et puisque la moitié des jeunes mariés meurt dans la période prolifique, le résultat *fatal* devient ici environ 61 seconds mariages. La totalité de ces unions est donc 183 au lieu de 135, *pour une somme égale de naissances annuelles.*

Donc , en définitive,

1° Dans l'ère variolique, sur mille mariages, il y en avait 741 entre garçons et filles , tandis que dans l'ère vaccinale , il n'y en a plus que 649.

2° A égalité de naissances annuelles, le résultat de la vaccine a été d'augmenter le nombre total des mariages de 36 pour 0/0 dans une période de 30 ans, et de diminuer le nombre d'enfants, issus de ces mariages, de 30 pour 0/0 dans la même période, la vertu prolifique des femmes restant cependant la même.

Ainsi, il nous est aujourd'hui parfaitement prouvé que le fait de la diminution des enfants dans l'union conjugale s'explique, non par la stérilité des femmes, mais par leur mort prématurée! Il nous est parfaitement prouvé qu'à Paris, sur mille jeunes filles, entrant aujourd'hui dans leur vingt et unième année, cent vingt-huit sont condamnées d'avance à ne pas voir s'accomplir la vingt-cinquième; tandis qu'avant la découverte de la vaccine, dans les mêmes conditions, il en mourait à peine cinquante et une!.....

N'est-ce pas, hélas! payer cruellement cher l'avantage d'une peau plus unie et d'une fraîcheur moins équivoque?

Et maintenant, quelle est, sur l'avenir de la population française, la conséquence inévitable des principes démontrés jusqu'ici?

Il est évident que les naissances annuelles diminueront *finalement* dans le rapport de 50×135 à 35×183, c'est-à-dire d'environ 5 pour 0/0. Si, au commencement de ce siècle, le chiffre de ces naissances était 945,400, il deviendra vers l'an 1871, 897,600; mais pour arriver là, il aura commencé par augmenter d'environ 4 pour 0/0, en raison du nombre croissant des mariages et de la conservation des enfants en bas âge, pendant la période fatale de 41 ans; après quoi il décroîtra, sans interruption, pendant 30 ans, époque où il atteindra son état normal. Il en sera de même des mariages qui, après avoir augmenté de près de 45 pour 0/0 de 1811 à 1841, resteront un instant stationnaires, puis rétrograderont parallèlement aux naissances de 9 pour 0/0 de leur chiffre primitif, pour prendre, vers l'année 1871, une marche normale.

Quant à la population, nécessairement proportionnelle à la fois à la vie moyenne et aux naissances annuelles, son état normal ne sera définitivement établi qu'au commencement du 20e siècle. Elle augmentera pendant 50 ans, d'environ 15 pour 0/0, atteindra son maximum vers 1851, et commencera ensuite à diminuer graduellement. Cependant sa diminution sera moins forte que son augmentation, en sorte qu'au commencement du siècle prochain, elle restera définitivement supérieure de 4, 5 pour 0/0 à ce qu'elle était à la fin du dernier siècle.

Le tableau séculaire transitoire des éléments de la population, que nous placerons au chapitre du travail, indiquera d'ailleurs avec le plus grand détail, et aussi exactement qu'il nous a été permis de le faire, le mouvement général dû à l'introduction de la vaccine en France.

4me PÉRIODE. — *De 20 à 30 ans.* — SERVICE MILITAIRE.

A égalité de naissances annuelles, le nombre des jeunes gens, appelés par leur âge au service militaire, a augmenté de 22 pour 0/0 depuis l'introduction de la vaccine en France; mais ces jeunes gens sont généralement d'une santé délicate, et infiniment moins capables que leurs devanciers de supporter les privations et les fatigues, inséparables de la guerre.

Aujourd'hui la mortalité, dans la classe de 20 à 30 ans qui compose l'armée active, est de 23 pour 0/0 dans une période de dix ans, tandis qu'avant la révolution de 1789, cette proportion, toutes choses égales d'ailleurs, n'atteignait pas le chiffre de 11 pour 0/0.

Cette différence, qui constate une mortalité devenue plus que double dans nos armées, est une cause de ruine pour un Etat, essentiellement militaire comme la France. On peut affirmer, sans crainte d'être démenti par les faits, qu'un régiment, organisé à Paris en 1848, laisserait après un an de campagne, en arrière et aux hôpitaux, plus du double d'hommes que n'en eût laissé un régiment semblable, organisé en 1792.

Certes! ce n'est pas avec dix mille hommes de cette valeur que se fût accomplie la retraite de Xénophon! Ce n'est pas avec trente-cinq mille soldats de cette espèce qu'Alexandre, après huit ans de campagnes, serait arrivé, triomphant et glorieux, sur les bords de l'Indus! Ce n'est pas avec trente mille vaccinés que Bonaparte, malgré tout son génie, eût fait les marches sans trève de son immortelle campagne de 1796, et remporté six victoires en quinze jours!

L'armée française se compose des hommes d'élite du peuple. Elle est incontestablement mieux nourrie, mieux vêtue, et entretenue dans des conditions d'hygiène et de salubrité infiniment plus favorables que la population correspondante. On ne saurait révoquer en doute, ni le talent, ni le zèle de nos médecins militaires. Les officiers veillent à la santé des soldats avec une sollicitude toute paternelle. Néanmoins, le *Moniteur* du 21 décembre 1848 donne pour *chiffres officiels* de la mortalité annuelle des troupes :

Dans l'intérieur de la France.	20 pour mille.
A la Guyane française.	28 — id.
A l'Ile de la Réunion.	32 — id.
A la Guadeloupe.	96 — id.
A la Martinique.	100 — id.
Au Sénégal.	121 — id.

Ces chiffres résultent d'une moyenne prise sur 29 ans, (1819 à 1847).

En Algérie, la mortalité moyenne de la dernière période décennale (1836-1847) a été 70 pour mille et par an.

Que deviennent, en présence de ces faits, les assertions de M. Ch. Dupin devant l'Académie des sciences? L'optimisme est dangereux, lorsqu'il touche à l'aveuglement !

5me PÉRIODE. — *De 20 à 70 ans.* — TRAVAIL. — BIEN-ÊTRE.

Cette période de la vie humaine, qui est celle du travail, doit suffire évidemment aux besoins de l'existence entière.

Si l'agglomération des individus en ménage était constamment formée dans les mêmes rapports, la mesure du bien-être individuel moyen serait exprimée par une fraction simple, dont le numérateur serait égal à la population productive, et le dénominateur à la population totale.

Mais il n'en est pas ainsi, à beaucoup près. L'introduction de la vaccine, en augmentant les mariages, a augmenté, en même temps, le nombre des familles, et chacune d'elles contient proportionnellement moins d'enfants.

Or, les dépenses d'un ménage sont de deux sortes. Les premières sont des dépenses générales et fixes pour logement, combustible, éclairage, impôts, achat et entretien de mobilier, etc., qui sont, à très peu près, indépendantes d'un ou de deux enfants de plus ou de moins. Les secondes sont des dépenses individuelles et variables pour nourriture, habillement, apprentissage, entretien personnel, menus plaisirs etc., qui augmentent ou diminuent, au contraire, avec le nombre d'individus qui composent la famille.

Cela posé, soit C la population totale de la France; P la population productive ; soit M le nombre des ménages et D la somme fixe nécessaire à la dépense générale de l'un d'eux; soit enfin S le revenu ou le salaire annuel de chaque producteur ; SP—MD sera évidemment la portion du revenu total de la France, consacrée à la dépense individuelle, et par conséquent $\frac{SP - MD}{C}$ exprimera la somme que chacun des individus de la grande famille peut consacrer, en moyenne et par an, à sa nourriture, à son habillement, à son entretien, à ses plaisirs, *à son bien-être enfin*, dont cette somme pourra être regardée comme la mesure.

Or, D peut être évalué en fraction constante du revenu S. Chaque ménage contenant, tantôt un peu plus, tantôt un peu moins, mais en moyenne générale trois producteurs, nous croyons nous écarter peu de la vérité, en évaluant cette dépense fixe à $\frac{3S}{5}$, c'est-à-dire au cinquième du revenu total d'un ménage moyen.

La fraction qui exprime le bien-être devient alors $S \left\{ \dfrac{P - 0,6 \times M}{C} \right\}$

Si le salaire du même travail reste, .nous ne dirons pas égal, mais *équivalent* aux diverses époques, ainsi qu'il est naturel et humain de le supposer ; c'est-à-dire si ce salaire varie proportionnellement au prix moyen des objets de consommation et de service nécessaires à l'existence et à l'entretien de la famille ; si, en d'autres termes, il augmente en raison inverse de la dépréciation continue de la monnaie depuis le commencement du quatorzième siècle, dépréciation qui, d'après les économistes, réduit en 140 ans sa valeur *réelle* à moitié ; alors S sera constant, et le bien-être individuel sera successivement proportionnel à la fraction $\dfrac{P - 0,6 \times M}{C}$.

Nous admettrons ce principe, malgré les plaintes éloquentes articulées, de nos jours, contre les effets homicides de la *concurrence*. Nous ne voulons pas charger le tableau de la vie humaine. Il est assez triste déjà, et nos prémisses seront toujours choisies dans le sens le plus favorable aux intérêts généraux de l'humanité.

Par cette même raison, pour estimer le nombre des ménages en France, nous croyons, après mûre réflexion, nous écarter, *du moins proportionnellement*, fort peu de la vérité, en admettant que le chiffre de ces ménages est, aux diverses époques de la transition séculaire, égal au produit de la vie moyenne par le nombre des premiers mariages.

Nous admettons ainsi que les veufs, les veuves et les orphelins ne restent pas isolés, et rentrent constamment dans de nouvelles familles, ce qui n'est malheureusement pas tout à fait exact, mais ce qui est de nature à donner plus de confiance à la véritable philanthropie dans les résultats de nos recherches.

Nous devons ici prier nos lecteurs de nous pardonner la petite digression qui va suivre, et que nous avons jugée nécessaire pour prévenir une objection dont l'apparence est sérieuse.

« Vous estimez, pourrait-on nous dire, à 649 pour mille le nombre des » premiers mariages, et par conséquent à 351 pour mille le nombre des se- » conds. Cependant le mouvement de la population de Paris en 1844 indique » les chiffres suivants. »

Mariages entre garçons et filles (1ers mariages). 7,772
Mariages entre garçons et veuves (2es mariages). 497
Mariages entre veufs et filles   id. 974
Mariages entre veufs et veuves   id. 290

« C'est-à-dire 1,761 seconds mariages pour 7,772 premiers, tandis que vos
» calculs en annonceraient nécessairement 4,185. Comment pouvez-vous ex-
» pliquer cette différence 2,424, entre vos prévisions et la réalité? »

La réponse est facile. Cette différence reçoit malheureusement, de la mo-
ralité fort peu orthodoxe de la ville de Paris, une explication très simple. Ces
2,424 mariages *sous-entendus* reçoivent deux autres noms dans la capitale de
la France. Qu'on nous pardonne de le dire! Les uns les nomment *mariages en
détrempe*, et les autres *mariages au 13e arrondissement*. Leur nombre 2,424,
tout considérable qu'il soit, n'a rien, non plus, qui doive surprendre, puisque
l'état du mouvement de la population de la ville de Paris signale 10,430 enfants
nés viables et *hors mariage* dans cette même année 1844.

On le voit; c'est porter à 4, 3 le rapport des naissances de hasard à ces
mariages *improvisés* ou *sous-entendus*, qui n'affectent pas de numéros d'ordre,
mais qui n'en constituent pas moins, dans la moderne Babylone, une foule de
ménages *providentiels*, à l'instar de ceux des oiseaux.

Cette objection résolue, reprenons la discussion, au point où nous l'avons
laissée.

D'après les principes posés dans le cours de cet article, nous avons déterminé le bien-être individuel moyen de la nation française. Nous avons choisi
l'unité pour son chiffre représentatif au commencement du siècle; et cette
question étant d'une immense importance pour l'ordre social, nous avons suivi,
de dix ans en dix ans, la marche de ce bien-être pendant la période séculaire
de transition.

Pour cela, nous avons établi approximativement le mouvement décennal
successif des éléments de la population en France, mariages, naissances, vie
moyenne, décès, etc., d'après les bases posées dans tout le cours de cet écrit.
Entrer dans le détail fastidieux des recherches, des calculs et des interpola-
tions serait complètement inutile pour les lecteurs que nous désirons rencon-
trer. Le tableau qui va suivre en indique suffisamment la marche, et nous
nous bornerons, en conséquence, à quelques observations préliminaires indis-
pensables.

Il était d'absolue nécessité, pour le travail que nous voulions entreprendre,
de déterminer, aussi exactement que possible, la population masculine *providentielle*, c'est-à-dire celle que la Providence destinait à habiter et à féconder le
sol du pays. Sous ce rapport, les recensements ne nous offraient que des évalua-
tions inexactes; car ces recensements portent encore aujourd'hui et porteront
jusqu'en 1880 la trace du sang répandu dans les vingt-quatre années de nos
luttes gigantesques.

La population féminine de la France, au contraire, n'ayant reçu de ces
grandes guerres qu'un contre-coup excessivement affaibli, nous a paru convenir
parfaitement, pour servir de base à nos recherches. Il ne nous restait plus alors
qu'à déterminer le *rapport normal* entre la population féminine et la population
masculine, et voici comment nous avons cru devoir opérer, pour parvenir à un
résultat dégagé de toute supposition, et fondé entièrement sur des faits accomplis.

Nous avons pensé que les relevés annuels des décès *généraux* devaient nécessairement induire en erreur à cet égard, puisqu'ils portaient la trace des morts
violentes, dues à nos guerres, et en effet, l'aspect seul de leurs chiffres indi-
quait une omission évidente. Comment admettre que le rapport des naissances
masculines aux naissances féminines étant 1,0604 de 1835 à 1840, par exemple,

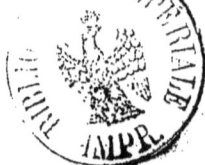

le rapport *providentiel* des décès masculins aux décès féminins fût 1,0160 à la même époque ?

Évidemment, il y avait une cause inaperçue ou plutôt *inexprimée* à cette anomalie étrange dans les résultats indiqués par l'Annuaire du bureau des longitudes.

Nous avons attribué cette anomalie aux *décès anticipés,* et pour en faire disparaître complètement la trace, nous avons relevé les décès masculins et féminins arrivés dans la ville de Paris en 1844, mais en nous bornant aux décès des individus âgés de 45 ans au plus, bien certain, en opérant de cette manière, de ne pas comprendre dans nos résultats, même les décès anticipés de 1815, et de nous arrêter à la limite voulue par la raison.

Nous avons trouvé ainsi (Décès masculins de 0 à 45 ans . . . . . . 9,429 dans l'année 1844 . . . (Décès féminins   id.   8,949

Les naissances dans la (Garçons . . . . 16,305 même année ont été . . . (Filles 15,651

Les rapports sont donc , (Rapport des décès masculins et féminins , . 1,054 en 1844 , ... (Rapport des naissances de garçons et filles, 1,042

On le voit; ces rapports, non-seulement diffèrent essentiellement de ceux indiqués dans l'Annuaire; ils sont même en sens contraire.

Nous avons cru devoir choisir le rapport moyen entre les naissances et les décès, comme représentant aussi exactement que possible, vers l'année 1841, le rapport entre la population masculine *providentielle* et la population féminine.

Ce rapport est 1,048; donc Pop^{on} totale = 2,048 × Pop^{on} féminine.

Cela posé, la population féminine, recensée en 1841, étant   17,316,053 La population totale *providentielle* est à la même époque . .   35,463,278 La population totale recensée étant en 1841   34,230,178

La différence de ces deux populations, providentielle et recensée , donne pour *décès anticipés*   1,233,100

De ce chiffre des décès anticipés en 1841, il est facile maintenant de déduire ceux des époques antérieures et ceux des époques suivantes.

En effet, la guerre ayant duré de 1792 à 1815, l'intervalle moyen jusqu'en 1841 est 37 ans. D'autre part, si l'âge de 25 ans est considéré comme l'âge moyen de l'armée active, pour connaître le nombre d'hommes sacrifiés dans nos vingt-quatre années de guerres, ainsi que les décès, anticipés sur les différentes époques décennales, il nous suffira évidemment de déterminer à quel nombre d'hommes vivants aux âges de 25 ans, 42 ans, 52 ans, 72 ans, 82 ans, 92 ans, etc., correspond le chiffre de 1,233,100 individus vivants, à l'âge de 62 ans.

Pour cela, nous emploierons la table n° 1 de Duvillard , établie en 1806, à une époque rapprochée de *l'année moyenne* de nos campagnes, et nous déduirons les résultats suivants.

Nombre d'hommes ayant succombé, par anticipation de 1792 à 1814 2,980,000 Décès anticipés sur les années 1821 et suivantes   2,247,000
. . . . 1831   —   1,780,000
. . . . 1841   —   1,233,100
. . . . 1851   —   623,600
. . . . 1861   —   149,700
. . . . 1871   —   15,590
. . . . 1881   —   531
. . . . 1891   —   0

Il suit de là, pour le dire en passant, que les personnes qui calculeraient l'augmentation de la population *actuelle* par la différence entre le chiffre annuel des décès et celui des naissances, et qui concluraient du rapport entre la somme de ces différences et la population, pendant un temps donné, *l'accroissement moyen régulier* de cette dernière, commettraient une erreur qui serait du même genre que celle d'un particulier qui, ayant payé d'avance plusieurs années de son loyer, imaginerait que son revenu augmente pendant que ces années s'écoulent. On ne doit prendre en général de moyenne qu'entre des valeurs qui n'ont aucune raison déterminée pour être inégales. Il en est habituellement ainsi des naissances; mais il en est tout autrement des décès, après des crises révolutionnaires qui dévorent prématurément une grande partie de la population.

Ces préliminaires établis, il ne nous reste plus qu'à terminer cet Essai par le tableau général de la révolution séculaire des éléments de la population française, dans le cours du dix-neuvième siècle.

Ce tableau est fondé sur les renseignements les plus authentiques :

1° Relevé des décès, par âge, vers le milieu du dix-huitième siècle, dans la ville de Paris, par Dupré de Saint-Maur.

2° Rélevé des décès, par âge, dans la ville de Paris, en 1844, par M. Mathieu, de l'Institut.

3° Mouvement de l'état civil de Paris, en 1844, par le même.

4° Mouvement de l'état civil de la France, pendant 27 ans, de 1817 à 1843, par le même.

5° Recensements de la population des deux sexes en 1820, 1831, 1836 et 1841, par le même.

6° Table de mortalité pour les *têtes choisies*, en 1746, par Deparcieux (Académie des sciences).

7° Table de mortalité pour la France entière, en 1806, par Duvillard.

Le premier relevé est extrait de Buffon; les autres renseignements se trouvent dans l'Annuaire du bureau des longitudes, pour l'an 1846.

Tous ces résultats ont été coordonnés par une analyse consciencieuse et reliés par une interpolation choisie avec soin, mais dont le degré de perfection ne peut avoir, dans tous les cas, qu'une influence presque insignifiante sur les chiffres intermédiaires, qui sont les seuls qu'elle ait été appelée à fournir.

TABLEAU DE LA RÉVOLUTION SÉCULAIRE DES ÉLÉMENTS DE LA POPULATION FRANÇAISE, DUE A LA DÉCOUVERTE DE LA VACCINE.

ÉLÉMENTS DE LA POPULATION.		1796-1805	1806-1815	1816-1825	1826-1835	1836-1845	1846-1855	1856-1865	1866-1875	1876-1885	1886-1895	1896-1905
ANNÉES DE VIE PROBABLE (Paris) France entière, 1/7 en plus êtes choisies, 1/5 en plus	à la naissance	16,56	26,53	26,63	26,53	26,53	26,53	26,53	26,53	26,53	26,53	26,53
	à 10 ans	43,85	38,76	33,67	33,67	33,67	33,67	33,67	33,67	33,67	33,67	33,67
	à 20 ans	36,70	36,70	32,19	27,68	27,68	27,68	27,68	27,68	27,68	27,68	27,68
	à 30 ans	29,34	29,34	29,34	27,92	26,30	26,30	26,30	26,30	26,30	26,30	26,30
	à 40 ans	23,51	23,51	23,51	23,51	22,85	22,19	22,19	22,19	22,19	22,19	22,19
	à 45 ans	20,50	20,50	20,50	20,50	20,50	20,25	20,00	20,00	20,00	20,00	20,00
ANNÉES DE VIE MOYENNE	Paris	28,31	29,36	29,82	31,15	31,45	32,73	33,76	33,62	32,68	31,76	31,18
	France entière	32,46	33,66	34,19	35,71	36,06	37,55	38,71	38,55	37,48	36,41	35,73
	productive	18,49	18,67	18,86	19,04	19,23	19,41	19,60	19,43	19,29	19,14	18,99
	improductive	13,97	14,99	15,33	16,67	16,83	18,14	19,11	19,10	18,19	17,27	16,76
MORTALITÉ RELATIVE (Paris) France entière, 1/8 en moins	de 0 à 7 ans	45p%	32p%	32p%	32p%	32p%	32p%	32p%	32p%	32p%	32p%	32p%
	de 7 à 20 ans	11 id.	12 id.	12 id.	13 id.	13 id.	13 id.	13 id.	13 id.	13 id.	13 id.	13 id.
	de 15 à 45 ans	35 id.	42 id.	50 id.	50 id.	50 id.	50 id.	50 id.	50 id.	50 id.	50 id.	50 id.
	de 20 à 30 ans	11 id.	11 id.	11 id.	17 id.	23 id.	23 id.	23 id.	23 id.	23 id.	23 id.	23 id.
	de 20 à 70 ans	76 id.	76 id.	78 id.	80 id.	80 id.	80 id.	80 id.	80 id.	80 id.	80 id.	80 id.
Naissances annuelles (moyenne)		945400	945400	934120	960900	983350	947593	911835	897600	897600	897600	897600
Population providentielle de la France		30722900	31819990	32624900	34310900	35465278	35585250	35296410	34601140	33636640	32680590	32090000
Population productive de 20 à 70 ans		17503600	17503600	17667200	18184667	18280330	18077052	17869320	17661590	17453860	17246134	17038400
Rapport des naissances aux mariages		4,786	4,786	4,539	3,894	3,444	3,444	3,444	3,444	3,444	3,444	3,444
Mariages annuels (moyenne)		197536	197536	219890	246956	285531	275150	264156	260630	260630	260630	260630
Nombre de ménages de la France		4751333	4927000	5014667	5882000	6867761	6891570	6820429	7444800	7237333	7031500	6904333
Bien-être relatif, à salaire équivalent		1,0000	0,9574	0,9420	0,8939	0,8572	0,8214	0,8185	0,7994	0,8171	0,8337	0,8425
Salaire équivalent aux diverses époques		fr. 1,000	1,071	1,143	1,214	1,286	1,357	1,429	1,500	1,571	1,643	1,714
Salaire correspondant à un bien-être égal		fr. 1,000	1,122	1,213	1,358	1,536	1,652	1,746	1,876	1,923	1,966	2,035
Décès annuels providentiels		853700	864900	785520	843662	971335	976275	981360	994050	993225	956639	897600
Pertes, dues aux guerres de la révolution		1696900	2576900	2247000	1780000	1233100	625600	149700	15590	531	»	»
Population réelle de la France, calculée		29026000	29243000	30377900	32530900	34230178	34959630	35146710	34585550	33636109	32680590	32090000
Population réelle de la France, recensée		»	»	30451187	32560954	34230178	»	»	»	»	»	»
Rapp¹ de la pop⁰ⁿ réelle à la pop⁰ⁿ fémin⁰		2,048	2,048	2,048	2,048	2,048	2,048	2,048	2,048	2,048	2,048	2,048

NOTES DU TABLEAU.

(a) *Vie probable*. — Le calcul de la vie probable a été limité à 45 ans, parce que le temps écoulé depuis la découverte de la vaccine ne permet pas encore d'apprécier convenablement ses résultats sur les individus au-dessus de cet âge.

(b) *Vie moyenne*. — La vie moyenne, à Paris, a été déterminée d'après le relevé des décès au 18ᵉ siècle et au 19ᵉ. La vie moyenne de la France a été obtenue, en divisant la population féminine, recensée en 1841, par le chiffre des naissances féminines en 1843. Le rapport fixe est 1,1467. C'est par ce rapport très approchant de 8/7 qu'il faut multiplier la vie probable et diviser la mortalité de Paris, pour étendre à la France entière les résultats de sa capitale.

(c) *Population*. — La guerre générale de 1792 à 1815 a coûté à la France 2,980,000 hommes. Nous avons nommé *providentielle* la population que la providence destinait à féconder le sol du pays, par opposition avec la population *réelle*, réduite par les grandes guerres. La population féminine donne le chiffre très approché de la population providentielle, parce que, dans l'état actuel de civilisation de l'Europe, elle ne reçoit qu'un contrecoup, excessivement affaibli, des grandes commotions qui renversent les empires. Le rapport 2,048, par nous admis, à cet effet, résulte de la comparaison des naissances et des décès des deux sexes à Paris en 1844, en nous bornant à relever les décès jusqu'à l'âge de 45 ans, afin que le résultat *normal* ne soit pas modifié par les morts anticipées des 24 ans de guerre générale.

(d) *Mariages*. — *Ménages*. — La mortalité des femmes, dans la période de leur fécondité, ayant augmenté dans le rapport de 7 à 10, depuis l'invention de la vaccine, le rapport des naissances aux mariages a nécessairement diminué dans la raison inverse de 10 à 7 ; par suite, le nombre des veufs et des veuves étant devenu plus grand, *dans cette période de l'attraction providentielle des sexes*, le nombre des seconds mariages a augmenté, comme la mortalité, dans le rapport de 7 à 10. En même temps, la découverte de la vaccine faisant arriver à l'âge moyen de l'union conjugale, entre 15 et 25 ans, 61 jeunes filles au lieu de 50, *sur un nombre égal de naissances*, le nombre des premiers mariages a augmenté dans le rapport de 50 à 61. En définitive, le nombre *total* des mariages s'est accru, en trente ans, par ces deux causes réunies, dans le rapport de 45 à 61.

Le nombre des *ménages* ou *familles* a augmenté, par la même raison, *au moins* dans le rapport composé de la vie moyenne et du chiffre des premiers mariages. C'est ainsi que nous avons déterminé leur nombre, ne voulant pas encourir le reproche d'avoir chargé de couleurs trop sombres le tableau de la vie humaine. Nous admettons donc que les veuves et les orphelins retrouvent *tous* une nouvelle famille, dans cette période prolifique, ce qui, d'ailleurs, ne paraît pas s'éloigner beaucoup de la vérité.

(e) *Bien-être*. — *Revenu*. M étant le nombre des ménages, P la population productive, C la population totale, R le salaire annuel d'un producteur ; et admettant, en général, que les dépenses *fixes* d'un ménage, comprenant le loyer, le combustible, les impôts, l'éclairage, etc., absorbent 1/5 de son revenu *séculaire moyen*, le bien-être individuel est représenté par $\frac{R}{C}(P - 0,6 \times M)$.

Depuis le commencement du 14ᵉ siècle, la dépréciation de la monnaie s'est continuée et se continue, de manière qu'en 140 ans, sa valeur baisse de moitié ; c'est-à-dire que la même somme d'argent ne répond alors qu'à la moitié des mêmes objets de service ou de consommation. C'est d'après cette base qu'a été calculé le revenu *équivalent* aux diverses époques. Quant au salaire en argent, correspondant à un bien-être égal, il est évidemment en raison inverse du bien-être à salaire *équivalent*, et de la dépréciation de la monnaie. C'est ainsi qu'il a été déterminé.

(f) *Décès*. — L'observation (c), sur la population providentielle, s'applique aux décès que nous avons désignés par le même nom, afin de les distinguer des *décès anticipés*, dûs à la guerre.

NOTE ADDITIONNELLE.

Le mouvement que la découverte de la vaccine a produit dans la répartition de la mortalité, entre la naissance et l'âge de 41 ans, est, pour ainsi dire, *un mouvement de rotation autour d'un axe fixe.*

Cet axe est la *douzième année* de la vie, dont la mortalité relative est restée invariable, au milieu du désordre des âges inférieurs et supérieurs, et a conservé, à Paris, avant comme après l'introduction de la vaccine en France, son chiffre normal 0,0064.

Ce n'est donc qu'à partir de l'âge de 12 ans que la mortalité relative a augmenté; et comme la vaccine a commencé à se répandre dans le pays vers 1804, il en résulte que, de 1804 à 1815, la mortalité était dans une progression décroissante, et que c'est à peu près vers 1816 ou 1817, qu'elle est entrée dans la période croissante, où elle se maintient depuis 30 ans.

Ainsi, en 1816, la mortalité relative annuelle de la jeunesse de 20 à 30 ans devait être encore à Paris 0,011, comme dans le 18e siècle. Le relevé des décès dans cette ville, en 1846, porte ce chiffre à 0,023. Cet accroissement a dû se faire par degrés, en suivant, pendant 30 ans, une progression arithmétique ascendante, dont la raison moyenne annuelle était 0,0004.

Or, il est évident qu'en prenant *la moyenne* de la mortalité de la jeunesse à Paris, pendant les 20 ans écoulés de 1817 à 1836, par exemple, *sans remarquer la progression croissante de cette mortalité*, on en arriverait à donner, de la meilleure foi du monde, 0,015 pour le chiffre de la mortalité relative de la jeunesse en 1837, tandis que le chiffre *réel et bien réel* serait 0,0191

L'abus irréfléchi des moyennes est donc la cause des erreurs qui fourmillent dans les tables de mortalité de M. Demonferrand. Dans le siècle précédent, où la mortalité suivait une loi régulière, cette règle servait à approcher de plus en plus de la vérité. Dans notre siècle de transition, au contraire, elle en éloigne, et ne doit être employée qu'avec une grande circonspection.

En définitive, dans le cours du 19e siècle, les tables de mortalité doivent être renouvelées comme les almanachs, et rectifiées annuellement, d'après les renseignements *officiels* de l'année précédente.

Pendant que ce Mémoire est sous presse, nous recevons l'Annuaire du bureau des longitudes pour 1848, contenant le relevé des décès par âge, en 1846, à Paris. Nous déduisons de ce relevé, renfermant 28,293 décès, la mortalité relative dans les cinq périodes principales de la vie humaine, savoir :

Enfance — de 0 à 7 ans	9,899 décès,	soit 35	pour 0/0 en	7	ans.
Apprentissage de 7 à 20 — 2,231	—	12	—	13
Mortalité relative. Jeunesse — de 20 à 30 — 3,736	—	23	—	10
Travail — de 20 à 70 — 12,896	—	80	—	50
Fécondité — de 15 à 45 — 8,562	—	49	—	30

Au-dessus de l'âge de 20 ans, la mortalité relative est, comme on le voit, absolument la même que celle inscrite au tableau, et donnée par l'analyse des décès de 1844.

L'augmentation des décès de l'enfance se trouve compensée par la diminution proportionnelle de ceux de l'adolescence; car 35 : 32 :: 13 : 12, *à 9 millièmes près.*

Ajoutons ici l'indication du rapport entre la mortalité de l'adolescence (10 à 20 ans) et celle de la jeunesse (20 à 30 ans) ; soit en déduisant ce rapport des diverses tables de mortalité employées par les compagnies d'assurances *à primes fixes*; soit en le déterminant *directement* au moyen des registres de l'état civil de Paris en 1844 et en 1846 (moyenne).

Rapport entre la mortalité absolue de l'adolescence et celle de la jeunesse.

1° Table de Deparcieux, — 100 à 121	4° Table anglaise de Northampton, 100 a 188
2° Table de Duvillard, — 100 à 131	5° Table anglaise de Carlisle, 100 à 121
3° Table de Demonferrand, 100 à 150	6° Etat civil à Paris (moy. de 1844 à 1846) 100 à 201

AUX MÉDECINS FRANÇAIS.

Un observateur judicieux, le docteur HERPIN, s'exprimait ainsi, au mois de décembre 1832 (Journal des Connaissances utiles) :

« Depuis l'année 1817, la marche de l'épidémie variolique a changé. — Il
» meurt maintenant moins d'enfants de la petite vérole dans la première
» année que dans les trois suivantes. — L'âge de 3 à 4 ans offre le *maximum*
» des décès. — Ils vont alors en décroissant jusqu'à l'âge de 15 ans. — De 15
» à 20, le nombre des décès augmente; de 20 à 25, l'augmentation continue,
» et cesse à 25 ans, où la diminution recommence. — A 30 ans, le décroissement
» devient très rapide et continue graduellement. — L'âge critique, où la petite
» vérole fait plus de victimes que dans les années précédentes ou suivantes,
» est celui de 20 à 25 ans. »

N'est-ce pas un fait vraiment remarquable, que la marche de la mortalité variolique, tracée par le docteur Herpin d'une manière si concise et si claire à la fois, soit précisément aujourd'hui la marche de la mortalité ordinaire dans l'adolescence et dans la jeunesse, et que cette révolution inattendue ait aussi pour origine l'année 1817, ainsi que nous l'avons démontré surabondamment dans le cours de cet écrit ?

Cette concordance extraordinaire est-elle l'effet d'un aveugle hasard, ou d'une analogie providentielle ?

Nous n'entreprendrons pas la solution de ce magnifique problème. Nous avouons sans honte, mais non sans regrets, notre insuffisance à cet égard. Le rôle du statisticien est fini. Celui du physiologiste commence, et nous ne mériterons pas qu'on nous dise :

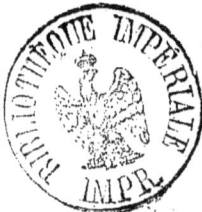

Ne sutor ultrà crepidam.

FIN DE L'ESSAI.

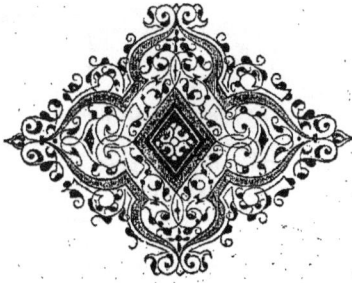

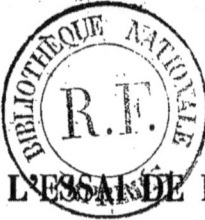

APPENDICE

A L'ESSAI DE MORTALITÉ COMPARÉE DE LA FRANCE,

Avant et depuis la découverte de la Vaccine,

PAR H. CARNOT, ANCIEN OFFICIER D'ARTILLERIE.

(RÉSUMÉ DE TROIS MÉMOIRES LUS A L'ACADÉMIE DES SCIENCES.)

———◦◦◦———

> L'Homme s'agite et Dieu le mène !....
> BOSSUET.

Autant le vulgaire se montre facile pour admettre les preuves à l'appui d'une opinion reçue, d'un préjugé passé dans ses mœurs, autant il est difficile de lui faire accueillir les raisons qui combattent ses idées traditionelles. Il ne fallut pas moins de huit ans à COLOMB pour convaincre ses contemporains de la possibilité d'arriver aux Indes, en naviguant vers l'Ouest ! GALILÉE expia dans les fers de l'Inquisition le tort d'avoir combattu les idées superstitieuses de son siècle ! FULTON, repoussé par la France et par l'Angleterre, est mort de nos jours, vingt ans après avoir inventé les navires à vapeur, avant même qu'ils ne flottassent aux rivages de sa patrie !...

Telle est la marche invariable de l'esprit humain. S'en plaindre serait puérilité ; s'en étonner serait orgueil ! Toute proposition hardie est un paradoxe pour le vulgaire. La paresse le fuit ; l'ignorance la repousse ; le privilége la condamne et la science même s'en étonne !...

Observateur désintéressé, profondément convaincu que l'humanité s'endort sur une voie fatale, mon devoir est de hâter son réveil. Dans dix ans il sera trop tard !

Les tableaux qui suivent ont été copiés sur les registres des 43,000 cantons et communes de la France. En regard de sept millions et demi de mariages, ils comprennent vingt-neuf millions de naissances, balancées par vingt-cinq millions de décès. Jamais la vérité n'apparut avec un cortége plus officiel.

Secrétaire impassible des faits, je les ai transcrits sans m'en réserver le choix. J'ai fermé la porte aux hypothèses, de peur que le mensonge y passât. Lorsque le vrai m'a paru invraisemblable, j'ai humilié mon jugement devant la sagesse éternelle. Enfin, s'il m'est permis d'employer ici le langage pittoresque des écoles, je ne me suis pas permis de donner le *coup de pouce* à la Providence. Assez d'autres l'avaient martyrisée !

Un mot sur la construction de ces tables. J'ai calculé, d'année en année, les moyennes décennales des mariages, des naissances et des décès de toute nature. Prenant ensuite la moyenne générale de ces résultats, j'ai présenté, dans une seule ligne la comparaison de deux périodes séparées par un intervalle moyen de dix ans et offrant, chacune, l'image fidèle des faits accomplis en France dans le cours de dix-neuf années successives.

Voici le résumé de ce long travail.

1849

MOUVEMENT ANNUEL MOYEN
DE LA POPULATION FRANÇAISE DE 1817 A 1845.

TABLEAU 1er.

MARIAGES. — NAISSANCES ET DÉCÈS FÉMININS. — ACCROISSEMENT DE POPULATION.

ANNÉES moyennes	PÉRIODES décennales.	MARIAGES annuels.	NAISSANCES annuelles.	DÉCÈS annuels.	ACCROISS. féminin.	ANNÉES moyennes	PÉRIODES décennales.	MARIAGES annuels.	NAISSANCES annuelles.	DÉCÈS annuels.	ACCROISS. féminin.
1822	1817 à 1826	229,613	467,457	382,652	84,805	1832	1827 à 1836	259,517	472,512	421,267	51,245
1823	1818 à 1827	234,662	469,359	3?5 237	84,122	1833	1828 à 1837	260,600	470,823	426,010	44,813
1824	1819 à 1828	238,048	472,580	389,207	83,373	1834	1829 à 1838	263,231	469,997	426,422	43,575
1825	1820 à 1829	241,418	471,556	390,036	81,520	1835	1830 à 1839	265,040	469,668	425,496	44,172
1826	1821 à 1830	247,619	472,184	392,076	80,108	1836	1831 à 1840	266,151	468,518	425,931	42,947
1827	1822 à 1831	250,076	473,378	404,347	69,031	1837	1832 à 1841	269,896	468,878	425,809	42,709
1828	1823 à 1832	249,531	471,675	412,837	58,838	1838	1833 à 1842	273,734	470,710	420,362	50,348
1829	1824 à 1833	249,735	471,863	416,533	55,330	1839	1834 à 1843	275,861	471,531	420,504	51,027
1830	1825 à 1834	253,689	472,002	424,318	47,684	1840	1835 à 1844	276,711	470,731	413,698	57,033
1831	1826 à 1835	256,823	473,103	424,740	48,363	1841	1836 à 1845	277,638	470,757	411,284	59,473

1re PÉRIODE de 19 années. — MOYENNE générale. — 2e PÉRIODE de 19 années.

1826	1817 à 1835	245,121	471,516	402,198	69,318	1836	1827 à 1845	268,838	470,413	421,678	48,735

TABLEAU 2e.

NAISSANCES ANNUELLES. — LÉGITIMES. — NATURELLES. — TOTALES.

ANNÉES moyennes	PÉRIODES décennales.	MARIAGES annuels.	NAISSANCES MOYENNES ANNUELLES			ANNÉES moyennes	PÉRIODES décennales.	MARIAGES annuels.	NAISSANCES MOYENNES ANNUELLES		
			légitimes.	naturelles.	totales.				légitimes.	naturelles.	totales.
1822	1817 à 1826	229,613	898,328	67,306	965,634	1832	1827 à 1836	259,517	903,168	71,244	974,412
1823	1818 à 1827	234,662	901,114	68,127	969,241	1833	1828 à 1837	260,600	899,577	71,150	970,727
1824	1819 à 1828	238,048	906,169	69,341	975,510	1834	1829 à 1838	263,231	898,130	71,090	969,220
1825	1820 à 1829	241,418	903,460	69,711	973,171	1835	1830 à 1839	265,040	897,352	71,189	968,541
1826	1821 à 1830	247,619	904,060	70,000	974,060	1836	1831 à 1840	266,151	895,702	71,288	966,990
1827	1822 à 1831	250,076	906,002	70,393	976,395	1837	1832 à 1841	269,896	894,781	71,231	966,012
1828	1823 à 1832	249,531	902,748	70,186	972,934	1838	1833 à 1842	273,734	899,027	71,456	970,483
1829	1824 à 1833	249,735	903,161	70,369	973,530	1839	1834 à 1843	275,861	900,533	71,263	971,796
1830	1825 à 1834	253,689	903,156	70,608	973,764	1840	1835 à 1844	276,711	899,044	70,835	969,879
1831	1826 à 1835	256,823	904,607	71,142	975,749	1841	1836 à 1845	277,638	899,213	70,486	969,699

1re PÉRIODE de 19 années. — MOYENNE générale. — 2e PÉRIODE de 19 années.

1826	1817 à 1835	245,121	903,281	69,718	972,999	1836	1827 à 1845	268,838	898,653	71,123	969,776
		Enfants légitimes par mariage...... 3,685						Enfants légitimes par mariage...... 3,343			

CONCLUSIONS MATHÉMATIQUES. — INTERVALLE MOYEN DÉCENNAL DE 1826 A 1836.

TABLEAU 1er	Les naissances féminines ont diminué de	1103	soit annuellement de	0,00023
	Les décès féminins ont augmenté de .	19480	. . . .	0,00484
	L'accroissemt de population a diminué de	20583	. . . .	0,02970
	Les mariages ont augmenté de . . .	23727	. . . .	0,00968
TABLEAU 2	Les naissances légitimes ont diminué de .	4628	soit annuellement de	0,00051
	Les naissances illégitimes ont augmenté de	1405	. . . .	0,00202
	Le nombre d'enfts par mariage a diminué de	0,342	. . . . . .	0,00928
	Les naissces totles des 2 sexes ont diminué de	3223	. . . .	0,00033

CONCLUSIONS GÉNÉRALES.

La langue des calculs est familière à peu de personnes. Sans ôter aux conclusions précédentes leur rigueur mathématique, je vais m'efforcer de leur donner une forme plus intelligible et d'une mnémonique plus facile.

1° Vers l'an 1860, les naissances féminines seront égales aux décès. — La population féminine deviendra stationnaire dans la période décennale 1855 à 1864. — Elle décroîtra après cette période. — Les naissances mâles surpasseront les décès jusque vers l'an 1870. — La décroissance générale de la population française commencera dans la période décennale 1861 à 1870.

2° Les naissances légitimes des deux sexes étaient à leur apogée en 1827. — Avant cette époque, leur accroissement annuel moyen était de 17 sur dix mille. — Depuis ce moment jusqu'en 1840, leur diminution annuelle a été de 6 sur dix mille.

3° Les naissances illégitimes, au contraire, n'ont pas cessé de croître, quoique dans une proportion moindre depuis 1827. — Leur accroissement annuel moyen jusqu'en 1840 a été de 29 sur dix mille.

4° Les renseignements officiels précédents, puisés dans les annuaires du bureau des longitudes, s'étendent depuis l'année 1817 jusqu'à l'année 1845. En remontant d'après les mêmes bases jusqu'à l'an 1806, nous sommes fondés à conclure que dans les 34 ans écoulés de 1806 à 1840 l'accroissement total des naissances légitimes fut environ 28 pour mille, alors que celui des naissances naturelles était 10 pour cent, c'est-à-dire 3 fois et demi plus considérable!

5° Le nombre des mariages a prodigieusement augmenté depuis l'année 1817. Cet accroissement, suspendu après 1827, a repris au bout de deux ans sa marche ascendante. — Ce fait semble indiquer dans l'âge moyen du mariage en France une augmentation légère, dont l'origine moyenne répond à l'année 1827, mais dont le point de départ réel date peut-être du rétablissement de la paix générale et de la chute du gouvernement impérial, sous lequel furent en effet contractés beaucoup de mariages précoces.

6° Enfin, — et j'ai réservé cette conclusion pour la dernière, comme étant la plus significative, — *non-seulement les naissances diminuent pendant que les mariages augmentent; mais encore l'augmentation des mariages correspond à l'augmentation des décès.* A un accroissement dans la mortalité *féminine* répondent *deux* accroissements dans les unions conjugales!...

Je le demande aux hommes d'intelligence, de savoir et de réflexion! Ne voient-ils pas dans la réunion de ces faits le symptôme caractéristique d'un accroissement qui porte *principalement* sur les *seconds* mariages? La mort prématurée de la jeunesse des deux sexes n'est-elle pas la conséquence immédiate de cet accroissement fatal?

C'est de l'analyse comparative de tous les faits authentiques recueillis dans cet ESSAI que sont déduites les tables *parallèles* suivantes, qui représentent la loi de la mortalité, de la reproduction et de la population en France, soit à l'origine de la propagation de la vaccine, vers 1806, soit vers 1840, après 34 ans d'intervalle, alors que cette découverte s'était répandue jusque dans les moindres hameaux du pays, et que le chiffre *officiellement* progressif des jeunes hommes appelés au tirage avait, sous cette influence puissante, augmenté de près d'un tiers!...

TABLEAU GÉNÉRAL

DE LA MORTALITÉ ET DE LA POPULATION COMPARÉES DE LA FRANCE, POUR 1 MILLION DE NAISSANCES ANNUELLES

« La mort fait crédit à l'enfance et c'est la jeunesse qui solde! »

ESSAI DE MORTALITÉ

ÂGES.	VIVANTS.		POPULATION.		VIE MOYENNE.		NOTES ET CONCLUSIONS.
	1806 (1)	1840 (1)	1806 (2)	1840 (2)	1806 (3)	1840 (3)	
ans.					ans.	ans.	(1) Les colonnes des *vivants* indiquent
0	1,000,000	1,000,000	31,769,588	35,051,411	31,77	35,05	le nombre d'individus existants aux âges
1	767,525	828,155	30,885,825	34,137,333	40,24	41,22	désignés, *relativement à un million de nais-*
2	671,834	798,098	30,166,146	33,324,207	44,90	41,75	*sances annuelles.*
3	624,668	775,253	29,517,895	32,537,551	47,25	41,97	(2) Les colonnes des *populations* indi-
4	598,713	765,139	28,906,204	31,767,335	48,28	41,54	quent la population totale du pays, *au-*
5	583,151	759,326	28,315,272	31,005,103	48,56	40,83	*dessus de l'âge désigné.*
6	573,025	755,360	27,737,184	30,247,760	48,40	40,04	(3) La vie moyenne à chaque âge est le
7	565,838	751,182	27,167,753	29,494,489	48,01	39,26	quotient de la population divisée par le
8	560,245	748,561	26,604,711	27,744,617	47,49	38,40	nombre des vivants.
9	555,486	746,592	26,046,846	27,997,041	46,89	37,50	
10	551,122	744,127	25,493,542	27,251,681	46,26	36,62	CONCLUSIONS DE CES TABLES.
11	546,888	741,862	24,944,537	26,508,687	45,61	35,73	1° La population *au-dessus* de l'âge de
12	542,630	737,390	24,399,778	25,769,061	44,97	34,95	20 ans est restée proportionnelle aux
13	538,255	731,550	23,859,335	25,034,591	44,33	34,22	naissances annuelles.
14	533,711	720,495	23,323,352	24,308,568	43,70	33,74	2° La population *au-dessous* de l'âge
15	528,969	708,860	22,792,012	23,593,890	43,09	33,28	de 20 ans s'est accrue de 28 p. °/° à égalité
20	(a)502,216	(a)643,076	20,214,050	20,214,050	40,25	31,43	de naissances annuelles. Les jeunes gens
25	477,544	563,034	17,764,650	17,198,775	37,20	30,55	de cet âge ont augmenté dans la même
30	452,866	506,801	15,438,625	14,524,187	34,09	28,66	proportion.
35	428,180	454,996	13,236,010	12,119,695	30,91	26,64	3° La probabilité d'atteindre l'âge de
40	405,360	405,360	11,152,160	9,968,803	27,51	24,59	40 ans n'a pas varié pour le nouveau né.
45	383,764	355,407	9,179,350	8,066,887	23,92	22,70	— Celle d'atteindre un âge moindre a
50	358,467	313,050	7,323,772	6,395,745	20,43	20,43	augmenté. — Celle d'atteindre un âge
55	324,529	283,407	5,616,282	4,904,602	17,36	17,36	plus avancé a diminué.
60	285,660	249,467	4,090,810	3,572,417	14,32	14,32	4° De 1806 à 1827, l'âge moyen du
65	243,706	212,825	2,767,393	2,416,687	11,36	11,36	mariage en France a été environ 25 ans.
70	191,264	167,023	1,679,970	1,467,067	8,78	8,78	En 1840, il était à peu près 25 ans 1/2,
75	130,182	113,682	876,355	765,305	6,73	6,73	s'étant accru de 6 mois en 13 ans.
80	72,803	63,579	368,892	322,152	5,07	5,07	5° L'âge moyen du premier enfante-
85	29,615	25,863	112,847	98,547	3,81	3,81	ment naturel est resté fixé à 20 ans; ce
90	6,787	5,927	21,842	19,072	3,22	3,22	qui porte environ à 19 ans l'âge moyen
95	975	851	2,437	2,127	2,50	2,50	du 1er accouplement illégitime imin.
100	»	»	»	»	»	»	— Il y a donc environ 6 ans 1/2 d'inter-

NOTES ET CONCLUSIONS (suite): valle entre l'âge moyen de l'accouplement légitime et illégitime. — 6° Le célibat des filles a été, depuis 1827, en progression proportionnelle croissante.

LOIS GÉNÉRALES DE LA REPRODUCTION HUMAINE.

Loi 1re. Le nombre des enfants naturels est, toutes choses égales d'ailleurs, proportionnel à la population féminine entre l'âge moyen du premier enfantement illégitime et celui que la nature assigne pour terme à la fécondité.

Loi 2e. Le nombre des enfants légitimes est, toutes choses égales d'ailleurs, proportionnel à la population féminine entre l'âge moyen du premier enfantement légitime et celui que la nature assigne pour terme à la fécondité.

Loi 3e. Entre l'âge moyen de l'accouplement et celui de l'enfantement, l'intervalle moyen est environ d'un an.

(a) Le chiffre des vivants à 20 ans est extrait de DUVILLARD pour 1806, et de DEMONFERRAND pour 1840. — DU-VILLARD a fourni les chiffres des vivants au-dessous de 20 ans, et DEPARCIEUX les chiffres au-dessus de cet âge pour l'année 1806.

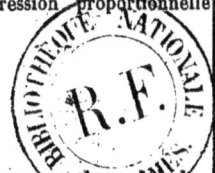

www.ingramcontent.com/pod-product-compliance
Lightning Source LLC
Chambersburg PA
CBHW070756210326
41520CB00016B/4714